HOPITAL DE LIANCOURT

COMPTE RENDU

DU SERVICE

DE

L'HOPITAL DE LIANCOURT

DE 1850 A 1857

PARIS

IMPRIMERIE DE Mme Ve DONDEY-DUPRÉ

RUE SAINT-LOUIS, 46, AU MARAIS

1857

HOPITAL DE LIANCOURT

PREMIER RAPPORT

L'hôpital de Liancourt a été fondé en 1850, par M. le marquis de la Rochefoucauld-Liancourt, qui a voulu rétablir l'hôpital de Liancourt tel qu'il a été créé par ses ancêtres, conformément aux actes de fondation du 31 décembre 1645 et du 5 octobre 1672.

L'acte de 1645 établit trois classes de malheureux à assister :

1° Les orphelins pauvres ;

2° Les malades incurables ;

3° Les vieillards caducs.

L'acte de 1672 a étendu largement cet établissement en constituant quatre classes de malheureux à secourir :

1° Les pauvres vieillards incurables, soit par infirmités, soit par débilité ;

2° Les malades de *maux lents*, et l'acte spécifiait : *ceux à qui il faut faire des remèdes de suite*, ce qui signifiait alors dans le langage, non pas ceux à qui il fallait appliquer des remèdes sur-le-champ, mais au contraire ceux à qui l'on devait ordonner un traitement *suivi ;*

3° Les caducs, *qui ne peuvent gagner leur vie*, c'est-à-dire ceux qui ne peuvent plus travailler, et l'acte ajoute : *et qui ne peuvent pas être assistés d'ailleurs ;*

4° Les enfants pauvres, *orphelins de père et de mère, et ceux de mamelles.* C'était ainsi que l'on nommait les orphelins dont les mères étaient mortes en couche.

On voit avec quelle charitable sollicitude les fondateurs de l'hospice de Liancourt ont recherché et secouru toutes les misères des habitants de ce canton.

Cependant on avait peu à peu, de siècle en siècle, diminué leurs bienfaits. Il suffit de constater que depuis longtemps aucun malade n'était reçu à cet établissement, qui cependant avait été fondé dès son origine comme un refuge pour les pauvres malades.

M. le marquis de la Rochefoucauld-Liancourt a pensé que sans rien réduire des secours distribués chaque jour par l'hospice, on pouvait rétablir un hôpital au moyen du don qu'il ferait d'une maison voisine et de la somme nécessaire pour les premiers frais d'établissement. C'est ce qui a eu lieu, et l'hôpital a été ouvert à la fin de l'année 1850.

M. le marquis de la Rochefoucauld-Liancourt avait cherché d'abord à procurer à l'hospice un médecin qui fût en outre chirurgien, anatomiste instruit et habile opérateur, et qui, par l'expérience qu'il avait acquise dans les plus vastes hôpitaux de Paris, sût remplir avec succès les utiles fonctions qu'il voulait lui confier.

M. Émile Tixier a accompli son mandat avec zèle et avec talent, et voici quels ont été les résultats :

ADMISSIONS.

ANNÉE 1851.

NOMS.	AGE.	DOMICILE.	ENTRÉE.	MALADIES.	SORTIE.	DÉCÈS.
Fᵉ M.	54	Liancourt.	21 déc.	Gastro-entérite typhoïde sur-aiguë. Entrée après 8 jours de maladie dans un état très-grave.	5 janv.	
Fᵉ T.	21	Liancourt.	2 déc.	Suite de couches. Ovarite du côté gauche. État de faiblesse très-grande, par suite de privation d'aliments et d'exercices prématurés...	21 janv.	
Enf. T.	n. né	Liancourt.	2 déc.	Ophthalmie purulente, opacité de la cornée des deux côtés. Cautérisation par le nitrate d'argent. Guérison radicale.	21 janv.	
Fᶦᶫᵉ V.	19	Rantigny.	14 déc.	Hypertrophie du cœur. Ascite anasarque. Ponction abdominale 10 janvier....	. . . . . .	16 janv.
Fᵒ L.	57	Labruyère.	25 janv.	Rhumatisme articulaire aigu. Traitement par la saignée et le nitrate de potasse à haute dose.	9 mars.	
M.	24	Liancourt.	19 fév.	Écrasement par une roue de voiture; plaie irrégulière avec déchirement de muscles.	10 mars.	
H.	27	Liancourt.	20 mars.	Panaris négligé. Extraction de la première phalange de l'index.	6 avril.	
Vᵉ B.	69	Rantigny.	22 mars.	Gastrite chronique, ictère. .	29 avril.	
P.	17	Angicourt.	14 avril.	Tumeur blanche du pied gauche. État très-grave. Onze fistules en suppuration, la santé en général contr'indiquant l'amputation de la jambe; le malade est soumis au traitement par l'iode, une amélioration notable s'étant manifestée, l'idée de l'opération est ajournée et on continue le traitement par l'iode et les iodures.	18 nov.	
F.	46	Rantigny.	12 avril.	Fracture de l'extrémité inférieure du radius, emploi de l'appareil de Dupuytren. Guérison radicale sans difformité	4 mai.	

NOMS.	AGE.	DOMICILE.	ENTRÉE.	MALADIES.	SORTIE.	DÉCÈS.
D.	74	Cambronne.	21 avril.	Fracture comminutive double de la jambe avec issue d'un des fragments à travers la peau, suppuration abondante. Exfoliation d'esquilles nombreuses. Commencement de consolidation; enfin phlegmon diffus et résorption purulente.		9 juill.
M.	25	Liancourt.	21 mai.	Bronchite chronique. Hémoptysie, sueurs nocturnes, état typhoïde.		12 nov.
Flle F.	50	Liancourt.	15 juill.	Ulcères variqueux.	15 août.	
Ve C.	71	Rantigny.	20 juill.	Cataracte double. Cécité complète datant, pour l'œil gauche, depuis onze ans, pour l'œil droit, depuis quatre ans; opération par abaissement des deux cataractes le 19 août. La vision est recouvrée entièrement d'abord des deux côtés; mais l'œil droit s'enflamme au bout de quatre jours et la vision diminue peu à peu, jusqu'à ce que l'inflammation ait disparu; alors la malade continue de voir parfaitement du côté gauche, tandis qu'à droite la vision n'est revenue que fort incomplète. Il y a eu iritis, la pupille est déformée et la capsule du cristallin opaque; ce qu'il y a de remarquable, c'est que ces désordres inflammatoires ont eu lieu sans provoquer aucune douleur. Guérison complète d'un œil.	10 nov.	
D.	52	Liancourt.	23 août.	Ulcère variqueux de la jambe droite. Callosité; induration de la peau dans tout le pourtour de la plaie.	1er oct.	
Flle C.	48	Liancourt.	25 août.	Hernie étranglée. L'étranglement date du 24 et a son siége à l'anneau crural; l'opération est faite avec succès le 27, après que tous les moyens de réduction ont été tentés inutilement. La plaie s'est réunie par 1re intention, sans qu'il y ait		

NOMS.	AGE.	DOMICILE.	ENTRÉE.	MALADIES.	SORTIE.	DÉCÈS.
				eu le moindre accident après le débridement. Il y a lieu d'espérer la guérison radicale de la hernie parce qu'elle était récente, néanmoins un bandage à larges pelotes a été appliqué avant la sortie..................	28 sept.	
P.	59	Liancourt.	4 nov.	Ulcère variqueux..........	12 sept.	
Fe D.	54	Brenouille.	10 nov.	Névralgie sciatique et tumeur développée dans l'abdomen................		12 déc.
D.	30	Liancourt.	12 nov.	Rougeole............	24 nov.	
B.	50	Liancourt.	13 nov.	Entéro-colite chronique....	2 janv.	
S.	25	Aulnoy.	5 déc.	Fatigue, excoriations aux pieds. Ouvrier sans travail, en voyage, mourant de faim; sort bien rétabli...	15 déc.	
Ve L.	72	Liancourt.	26 déc.	Irritation gastro-bronchique.	5 janv.	
				Total : 22 malades, 4 décès.		

ANNÉE 1852.

NOMS.	AGE.	DOMICILE.	ENTRÉE.	MALADIES.	SORTIE.	DÉCÈS.
D.	11	Liancourt.	5 janv.	Névrose du calcanéum, claudication, plaie fistuleuse profonde, datant de deux ans et produite par une blessure faite par une faux.	7 juill.	
Fe L.	21	Liancourt.	10 janv.	Abcès du sein, suite de couches, fistules lactées. Cautérisation au moyen d'un stylet rougi, guérison radicale..................	25 avril.	
Enf. L.	1 m.	Liancourt.	10 janv.	Ophthalmie purulente grave. Cautérisation par la solution de nitrate d'argent à haute dose, sort bien guéri.	25 avril.	
M.	19	Monchy-Saint-Éloi.	11 janv.	Brûlure par la fonte incandescente. Traitement par le coton cardé, guérison très-rapide...............	1er mars	
L.	37	Montbrison.	1er mars	Fracture du fémur au tiers moyen ; enlèvement de l'appareil le 28e jour, consolidation parfaite..........	9 août.	
Fe B.	60	Liancourt.	27 avril.	Tumeur de l'abdomen dans la fosse iliaque droite, suppuration de la tumeur, sortie par l'ouverture de l'ab-		

NOMS.	AGE.	DOMICILE.	ENTRÉE.	MALADIES.	SORTIE.	DÉCÈS.
				cès d'un ver lombric; il en résulte une fistule intestinale donnant issue aux matières stercorales; guérison complète après deux mois..................	3 juill.	
F^{lle} S.	27	Paris.	7 juill.	Assassinat, quatorze plaies graves, deux pénétrant dans l'abdomen et une dans la poitrine, emphysème général............	......	16 juill.
D.	52	Liancourt.	7 juill.	Phlegmon diffus de la main et du bras, gangrène de la peau à la face antérieure et dorsale de la main. Incisions multiples et profondes, amputation du doigt indicateur ultérieurement.	24 août.	
F^e B.	29	Laigneville.	29 juill.	Cholérine bien caractérisée par les vomissements, la diarrhée, les refroidissements généraux et la nature des déjections.......	13 août.	
F^e N.	65	Liancourt.	2 sept.	Chute, contusions graves..	27 sept.	
C.	33	Rouen.	30 août.	Entorse. Bandage inamovible amidonné..........	12 sept.	
M.	30	Ansauvillers.	24 sept.	Fièvre typhoïde. Traitement par les purgatifs salins...	24 oct.	
P.	30	Paris.	10 oct.	Fièvre intermittente quotidienne, récidive; la première atteinte a eu lieu en Afrique en 1841; impuissance du sulfate de quinine et de l'acide arsénieux pour combattre les accès; la fièvre devient continue et la phthisie se développe avec une rapidité que rien ne peut entraver.	......	28 déc.
V.	17	Liancourt.	4 déc.	Fièvre muqueuse, diarrhée. Traitement par les purgatifs salins.............	29 déc.	
F^e N.	61	Canly.	4 déc.	Hémorrhagie cérébrale, hémiplégie complète du côté gauche, perte absolue de la parole. Saignée, applications répétées de sangsues, administration prolongée du calomel à petites doses, guérison, retour de la parole et du mouvement....	9 fév.	

NOMS.	AGE	DOMICILE.	ENTRÉE.	MALADIES.	SORTIE.	DÉCÈS.
Flle F.	51	Liancourt.	6 déc.	Bronchite chronique, œdème des extrémités inférieures.	6 avril.	
				Total : 16 malades, 2 décès.		

ANNÉE 1853.

NOMS.	AGE	DOMICILE.	ENTRÉE.	MALADIES.	SORTIE.	DÉCÈS.
T.	19	Fécamp.	7 janv.	Irritation gastrique.......	13 janv.	
B.	65	Monchy.	19 janv.	Chute d'un toit, fracture du col du fémur. Traitement sans appareil, guérison satisfaisante	21 avril.	
B.	35	St-Denis.	16 janv.	Phlegmon diffus de la cuisse, périostite du fémur, suite d'une contusion. Incision profonde, débridement de l'aponévrose.	19 fév.	
Ve L.	72	Liancourt.	25 janv.	Irritation gastrique, rhume.	1er fév.	
D.	52	Montdidier.	5 fév.	Blessure par un engrenage de machine, déchirure profonde de la main........	6 mars.	
P.	41	Liancourt.	11 fév.	Ulcère calleux à la jambe (récidive).............	12 juin.	
Flle L.	24	Flobecq.	13 fév.	Ovarite, suite de couches, névralgie sciatique.	26 mars.	
L.	2 m.	Luzarches.	13 fév.	Entré dans un état de dépérissement complet, diarrhée, gastro-entérite par défaut de soins et d'alimentation.	26 mars.	
P.	17	Angicourt.	20 fév.	Carie superficielle des os métatarsiens, récidive, reprise du traitement par la solution iodurée de Lugol, guérison complète.	6 juill.	
G.	48	Breteuil.	25 mars.	Hypertrophie du cœur, anasarque, état désespéré. ...	......	12 avril.
Ve G.	77	Liancourt.	9 mars.	Lombago, œdème des membres inférieurs, ulcération et taches scorbutiques à la jambe droite.	15 mai.	
Ve G.	69	Liancourt.	7 avril.	Érysipèle pustuleux, zona. Traitement par le coton cardé simplement et les purgatifs.............	2 mai.	
Ve C.	20	Rantigny.	12 avril.	Entéro-colite chronique, suite de couches, diarrhée, amaigrissement, œdème des jambes, état grave. ...	5 juin.	
C.	24	Lieuvillers.	16 avril.	Contusion grave de la poi-		

NOMS.	AGE.	DOMICILE.	ENTRÉE.	MALADIES.	SORTIE.	DÉCÈS.
				...trine et du ventre, commencement de péritonite, épanchement, situation très-dangereuse.	9 mai.	
C.	40	Liancourt.	17 mai.	Carie des métatarsiens, gonflement énorme du pied, abcès multiples. Traitement par la solution iodurée et l'huile de foie de morue, guérison radicale. . .	12 déc.	
P.	26	Bailleval.	19 mai.	Tumeur blanche du genou, amélioration notable, mais non entière guérison, est encore à l'hôpital le. . . .	31 déc.	
Fe B.	70	Mogneville.	26 mai.	Cancer de l'estomac incurable.	15 juin.	
B.	71	Agnets.	6 juin.	Gastro-entérite aiguë. . . .	26 juill.	
G.	35	Senlis.	25 juin.	Rhumatisme articulaire subaigu. Traitement par le nitrate de potasse à haute dose, sans l'intervention de la saignée. Il y avait amélioration.	13 juill.	
B.	60	Liancourt.	25 juin.	Hémorrhagie cérébrale, hémiplégie, perte de la parole et de la mémoire, faiblesse extrême. Application de sangsucs en petit nombre, calomel à petites doses continuées, retour des mouvements, la difficulté de la parole a persisté ainsi que l'insuffisance de la mémoire. .	2 oct.	
C.	60	Faverolles.	7 juill.	Contusion grave de la poitrine par une roue de voiture, fracture de plusieurs côtes avec blessure du poumon, emphysème général et crachement de sang, cas désespéré.	. . . . . .	9 juill.
G.	35	Senlis.	22 juil.	Rhumatisme articulaire aigu par récidive, à la suite d'un excès de travail. Reprise du traitement par le nitrate de potasse. Guérison.	28 août.	
D.	14	Flobecq.	25 juill.	Péripneumonie du côté droit, adynamie profonde, symptômes typhoïdes. Traitement par le tartre stibié seulement, sans intervention de la saignée	6 août.	

NOMS.	AGE.	DOMICILE.	ENTRÉE.	MALADIES.	SORTIE.	DÉCÈS.
Flle L.	18	Nampont.	2 août.	Pleurésie. Deux saignées. Guérie.	6 août.	
D.	75	Mogneville.	7 août.	Névralgie péricrânienne. . .	2 sept.	
F.	56	Liancourt.	8 août.	Ulcères calleux aux jambes, améliorés.	11 déc.	
B.	6	Liancourt.	10 août.	Kératite pustuleuse, iritis chronique. Traitement par la belladone en frictions, le calomel à l'intérieur et les vésicatoires volants. Guéri complétement.	9 oct.	
D.	71	Liancourt.	12 août.	Cancer de l'estomac, œdème général, cas désespéré. . .	. . . . . .	16 sept.
G.	25	Montdidier.	17 sept.	Phlegmon de la main. Incision profonde, débridement de l'aponévrose palmaire. Guérison rapide.	25 sept.	
D.	16	Flobecq.	28 sept.	Contusion de la jambe, gonflement du tibia. Antiphlogistiques, frictions mercurielles et iodurées.	28 oct.	
P.	42	Liancourt.	4 oct.	Ulcères calleux de la jambe, récidive. Il est encore à l'hôpital avec amélioration. . .	31 déc.	
Ve F.	72	Soutraine.	11 nov.	Entorse. Bandage inamovible amidonné.	5 déc.	
Flle F.	56	Liancourt	29 nov.	Ophthalmie granuleuse. N'était pas sortie le.	31 déc.	
C.	44	Châlons.	5 déc.	Excoriations aux pieds, fatigues, ouvrier en voyage mourant de faim.	12 déc.	
Q.	46	Gamaches.	21 déc.	Fatigue, inanition, ouvrier en voyage.	50 déc.	
				Total : 35 malades, 5 décès.		

Ainsi, pendant le cours de l'année 1851, l'hospice a reçu 22 malades : il y eut 4 décès, ce qui fait un peu moins de 1 sur 5.

En 1852, il y eut 16 malades et 2 décès, ce qui fait 1 sur 8.

En 1853, il y eut 35 malades et 3 décès, ce qui ne

fait pas même 1 sur 11, ce qui fait presque 1 sur 12. Ce résultat est fort heureux. Il est dû d'abord aux soins et à l'habileté du médecin, en outre à la bonne tenue de la maison et à la surveillance de madame la supérieure, enfin à l'administration qui a pourvu toujours aux fournitures nécessaires et qui a réglé le service général de l'établissement de la manière la plus favorable aux malades.

LE MAIRE DE LIANCOURT,

LE Mis DE LA ROCHEFOUCAULD-LIANCOURT.

DEUXIÈME RAPPORT

Messieurs les administrateurs,

J'ai l'honneur de vous adresser le compte rendu du service de l'hôpital pendant les trois dernières années.

Vous savez qu'en 1850, M. le marquis de la Rochefoucauld, voyant s'accroître de jour en jour la population ouvrière de Liancourt, voulut donner un asile aux nombreux ouvriers des fabriques lorsqu'ils devenaient malades, ou lorsqu'ils étaient blessés par un accident. Il n'existait plus d'hôpital à Liancourt. Ses ancêtres avaient fondé, il y a deux cents ans, un hospice qui recevait douze vieillards infirmes de chaque sexe ; il jugea nécessaire d'annexer à cet établissement un hôpital pour les malades, et le créa dans une maison voisine de l'hospice qu'il abandonna pour ce service.

C'était d'abord un essai, mais malgré toutes les difficultés dont les institutions de ce genre sont toujours entourées, l'expérience ne tarda pas à prouver qu'il avait eu une heureuse inspiration.

Les malades n'hésitèrent pas à accepter le bienfait nouveau qu'on leur offrait, et nous avons vu depuis six ans qu'un grand nombre d'entre eux ont dû leur salut aux soins et aux ressources qu'ils trouvèrent dans cet asile.

Au bout des trois premières années, M. le marquis présenta au public un compte rendu du service pendant ces premiers temps d'expérience, et il se félicita avec raison du résultat obtenu. 73 malades avaient été admis pendant ces trois années, et on ne comptait que 9 décès, c'est-à-dire 1 décès sur 8 malades, et l'on sait que dans ces sortes d'établissements, tous les malades sont reçus par urgence, dans des situations toujours graves et souvent désespérées. Dans ces dernières conditions, bien qu'on n'ait aucun espoir d'arracher les malades à une mort déjà certaine au moment de leur entrée, on a du moins la consolation de soulager leurs derniers moments, et de les soustraire aux horreurs de la misère, et souvent du dénûment le plus complet.

Depuis 1853, M. le marquis de la Rochefoucauld n'a pas cessé de s'intéresser à l'hôpital, et sa sollicitude n'a fait que grandir en même temps que les services rendus par cet établissement. Aussi a-t-il, à différentes reprises, ajouté de nouveaux bienfaits à son œuvre, soit pour le complément des lits, soit pour l'amélioration des locaux, ou pour les besoins particuliers de certains malades. Quelques-uns d'entre eux ont nécessité l'achat d'instruments chirurgicaux, il y a été pourvu généreusement par le fondateur de l'œuvre, et on a pu ainsi entreprendre et souvent mener à bonne fin les plus difficiles opérations de la chirurgie.

Grâce à tous ces bienfaits et au concours empressé des différentes personnes appelées à assurer le service, on peut reconnaître avec une vive satisfaction que cette fondation a complétement atteint son but.

Tous les lits, ceux de la salle des hommes ainsi que ceux de la salle des femmes, sont parfaitement établis et soigneusement entretenus et servis par les sœurs. Ils sont presque toujours occupés, souvent même on attend les places, et dans certains cas urgents on est obligé de créer un lit supplémentaire, pour les hommes particulièrement, parce que la population flottante se compose plutôt d'hommes que de femmes. Une religieuse est spécialement attachée à l'hôpital, et elle a sous ses ordres une infirmière qui n'a pas d'autre service dans la maison, et ne quitte jamais les malades. On a fait dernièrement une tisanerie et une salle de pansement pour les malades du dehors, qui viennent tous les matins à l'heure de la visite consulter et faire panser leurs blessures.

On avait craint d'abord que l'entretien de cet hôpital nouveau annexé à l'ancien hospice ne fût une trop forte charge qui épuisât les revenus ordinaires destinés aux pauvres. Si c'eût été vrai, on aurait peut-être préféré de réformer dans l'hospice un lit d'homme ou un lit de femme qui ne

sert pendant plusieurs années qu'à un seul homme
ou à une seule femme, plutôt que de supprimer
un des lits de l'hôpital qui sert à quatre ou cinq
malades chaque année.

Mais les revenus de l'hospice ont suffi à ses dé-
penses, et on le conçoit aisément, attendu que les
malades reçus à l'hôpital sont de ceux qui, étant
malades à domicile, reçoivent de l'hospice tous les
médicaments nécessaires et de plus des secours
alimentaires.

Il n'y a donc que déplacement pour la distri-
bution des secours, parce qu'au lieu de les rece-
voir à domicile, ils viennent à l'hôpital en user
d'une manière plus méthodique, et souvent moins
onéreuse pour l'administration.

De plus, comme il existe à Liancourt deux asso-
ciations de secours mutuels pour les ouvriers des
deux fabriques les plus importantes, et que par
suite, chaque ouvrier reçoit un secours pendant
toute la durée de sa maladie, ils abandonnent à
la caisse de l'hôpital, lorsqu'ils préfèrent y être
traités, ce qui est toujours plus avantageux pour
eux, un franc par jour de l'indemnité qu'ils reçoivent de leur caisse de bienfaisance; c'est le
prix qui a été fixé par le conseil général du dépar-
tement lorsqu'il a classé l'hôpital de Liancourt
parmi les établissements cantonaux d'utilité publique. Il en est de même pour les malades indi-
gents du canton qui ne résident pas dans les
communes assistées par l'hospice : ils doivent payer

un franc par jour, et leur commune doit acquitter cette rétribution en leur place.

Par toutes ces causes, et par suite du bien-être que les malades trouvent dans notre hôpital, il en a été reçu pendant le cours des trois dernières années un plus grand nombre que dans les trois années précédentes, et les résultats obtenus ont été encore plus satisfaisants.

J'ai l'honneur de vous présenter, Messieurs, le compte détaillé des entrées, des traitements et des sorties de l'hôpital.

Le Médecin,

ÉMILE TIXIER,

Docteur en médecine.

HOPITAL DE LIANCOURT

1854, 1855., 1856

ADMISSIONS

ANNÉE 1854.

NOMS.	AGE.	DOMICILE.	ENTRÉE.	MALADIES.	SORTIE.	DÉCÈS.
L. C.	57	Liancourt.	2 janv.	Excoriation à la jambe. Repos, pansements simples.	6 fév.	
Fl.	17	Liancourt.	24 janv.	Fièvre typhoïde (cas moyen). Traitement par les purgatifs salins..............	18 fév.	
H.	49	Liancourt.	13 fév.	Hydarthrose double. Frictions mercurielles, purgatifs, vésicatoires volants...	20 mars.	
Tis.	59	Laigneville.	3 fév.	Luxation de l'épaule, plaie déchirée de la jambe gauche, dénudation des os et des muscles, abcès multiples (cas grave). Un moment l'amputation de la jambe a paru nécessaire...	16 mai.	
Fe L.	43	Liancourt.	3 mars.	Péripneumonie double, état puerpéral, œdème du membre abdominal gauche, état désespéré dès l'entrée ; l'inflammation des poumons est survenue vers la fin du séjour à l'hôpital..........	....	23 mars.
Cr.	5	Liancourt.	21 mars	Kératite ulcéreuse lymphatique. Collyre iodé, médicaments toniques, guérison rapide.	23 avril.	
C.	24	Liancourt.	24 avril.	Rhumatisme articulaire aigu (cas léger). Nitrate de potasse, tisane diurétique, purgatifs...............	14 mai.	
Ve A.	50	Rantigny.	23 avril.	Fièvre typhoïde légère. Purgatifs salins.............	22 mai.	
Fe L.	73	Liancourt.	13 fév.	Gastrite chronique, ulcération de la muqueuse gastrique (incurable).... ...	....	19 avril.

NOMS.	AGE.	DOMICILE.	ENTRÉE.	MALADIES.	SORTIE.	DÉCÈS.
Ve G.	74	Mognevillette.	27 mars.	Entorse du poignet. Emollients, résolutifs.	8 juill.	
D. D.	52	Liancourt.	16 juin.	Épanchement pleurétique considérable datant de 15 jours. Diurétiques, larges vésicatoires camphrés réitérés plusieurs fois.	1er juill.	
Lef.	66	Verderonne.	23 juin.	Lumbago, douleurs ostéocopes, ramollissement du cerveau. Évacué à la maison d'aliénés.	4 juill.	
Vil.	40	Vaux.	11 juill.	Rhumatisme articulaire aigu. Diurétiques, purgatifs (huile de ricin).	9 août.	
Lét.	50	Liancourt.	1er août.	Embarras gastrique, fièvre muqueuse. Purgatifs salins.	19 août.	
Luc.	25	Rantigny.	16 août.	Bronchite chronique, hémoptysies, sueurs nocturnes. Lichen, huile de foie de morue. Sort rétabli et a repris de l'embonpoint; les crachements de sang ont disparu ainsi que les sueurs.	8 oct.	
Ro.	52	Liancourt.	1er oct.	Choléra, maladie bien caractérisée, coïncidant d'ailleurs avec plusieurs autres du même genre existant dans le pays. Traitement palliatif en raison de la bénignité des accidents. . .	9 oct.	
F^{lle} B.	5	Liancourt.	5 oct.	Ophthalmie lymphatique. — Huile de foie de morue, iodure de fer en pilules, collyre iodé.	29 oct.	
F^{lle} V.	14	Liancourt.	5 oct.	Ophthalmie double, lymphatique, ulcération et ramollissement des cornées, glandes cervicales et sous-maxillaires ulcérées, état d'émaciation prononcé. — Traitement par l'iode rendu soluble dans l'eau au moyen de l'iodure de potassium, iodure de fer, etc., amers, régime tonique, viandes. Sort bien guérie en mai 1855	»	
F^{lle} P.	12	Liancourt.	1er oct.	Rhumatisme articulaire subaigu, amaigrissement, fièvre continue. Diurétiques, alimentation réparatrice. . .	25 nov.	
Lcm.	49	Liancourt.	10 oct.	Plaie à la jambe. Pansement régulier, repos.	27 oct.	

NOMS.	AGE.	DOMICILE.	ENTRÉE.	MALADIES.	SORTIE.	DÉCÈS.
H.	50	Liancourt.	10 oct.	Plaie au gros orteil, inflammation assez intense, manque de soins. Pansements réguliers..............	22 oct.	
Lef.	44	Liancourt.	24 oct.	Fracture de côte. Bandage de corps, repos.........	11 nov.	
Des.	69	Rosoy.	27 oct.	Abcès fistuleux du gros orteil, inflammation, gangrène partielle, manque de soins et de propreté. Pansements réguliers........	31 janv.	
Le.	49	Liancourt.	11 nov.	Gastro-entérite aiguë (cas très-grave), manque de soins pendant plusieurs jours.	....	14 nov.
Gr.	47	Monceaux.	16 nov.	Phlegmon profond de la cuisse, gangrène étendue du sacrum, nécrose et plaie articulaire de la main (état désespéré). Rentre à l'hôpital après six semaines de maladie................	....	22 nov.
L.	37	Liancourt.	16 nov.	Bronchite chronique, sueurs nocturnes, amaigrissement, hémoptysies fréquentes. — Lichen, huile de foie de morue, baume de Tolu, eau de goudron. Sort bien guéri, avec de l'embonpoint, en mars 1855......	»	
T.	45	Liancourt.	23 nov.	Panaris. Incisions profondes, émollients, bains, suppuration sans altération des os.	22 déc.	
Del.	57	Liancourt.	22 déc.	Phlegmon profond de la main, engorgement considérable s'étendant à l'avant-bras, imminence de gangrène et des plus graves accidents. — Débridements profonds sur plusieurs points, bains émollients. Les accidents disparaissent et la maladie suit sa marche ordinaire. Sort bien guéri en janvier 1855.........	»	

RÉSUMÉ DE L'ANNÉE 1854.

Admis pendant l'année...................... 28

Sortis par guérison...................... 21
Décédés................................. 4   1 sur 7
Restant au 31 décembre 1854............... 3

TOTAL ÉGAL............... 28

Les trois malades restant au 31 décembre sont sortis bien guéris dans les premiers jours de 1855 ; de plus, dans le courant de l'année 1854, l'hôpital a reçu dans ses salles trois vieillards de l'hospice.

ANNÉE 1855.

NOMS.	AGE.	DOMICILE.	ENTRÉE.	MALADIES.	SORTIE.	DÉCÈS.
Fe L.	33	Liancourt.	16 janv.	Érysipèle de la face, manque de soins pendant plusieurs jours, adynamie, diarrhée. Invasion subite du choléra, coïncidant avec plusieurs cas de la même maladie survenus dans le pays.....	....	19 janv.
Cr.	43	Liancourt.	27 janv.	Rhumatisme musculaire, Pleurodynie. Sinapismes, sudorifiques, bains......	6 fév.	
Ch.	26	Cambronne.	1er fév.	Fracture double de l'avant-bras, écrasement par la roue d'une voiture chargée (cas grave). Réfrigérants en permanence pendant 8 jours, puis appareil de Scultett. Sort bien guéri, sans difformité..........	15 mars.	
Cr.	45	Liancourt.	15 fév.	Bronchite chronique, émaciation, fièvre continue, diarrhée (état typhoïde)...	....	20 mars.
L.	11	Liancourt.	21 fév.	Plaie pénétrante de l'œil par un fragment de capsule, staphylome de l'iris, inflammation très-vive, cécité complète, imminence de la perte de l'œil. Antiphlogistiques, belladone, mercuriaux, cautérisation du staphylome réduit. Guérison radicale...............	5 mai.	

NOMS.	AGE.	DOMICILE.	ENTRÉE	MALADIES.	SORTIE.	DÉCÈS.
Fᵉ M.	52	Soutraine.	14 mars.	Fièvre typhoïde grave, plusieurs jours de maladie à domicile, manque de soins, diarrhée, accidents cérébraux..............	....	20 mars.
Fⁱⁱᵉ F.	18	Soutraine.	14 mars.	Fièvre typhoïde grave, accidents cérébraux, diarrhée. Purgatifs salins, calomel.	17 mai.	
M.	9	Liancourt.	29 mars.	Tumeur blanche du pied, fistule postérieure, amaigrissement et rétraction de la jambe, état général mauvais, diarrhée. Traitement par l'iode et les iodures, huile de foie de morue, alimentation généreuse, vésicatoires volants à la fin. Guérison. La jambe s'est allongée, a repris en partie sa force, la marche est possible sans béquilles, avec une légère claudication..................	5 nov.	
Lab.	31	Rantigny.	19 avril.	Section de l'artère pédieuse, plaie du dos du pied, hémorrhagie. Emploi de l'eau hémostatique de Brocchieri.	30 avril.	
Lap.	65	Mendiant.	21 avril.	Anthrax considérable. Incisions, cataplasmes..........	12 mai.	
Fᵉ D.	55	Soutraine.	12 mai.	Cataracte de l'œil gauche, cécité complète depuis 2 ans; l'œil droit est perdu depuis longtemps par le fait d'une cataracte indurée et adhérente. Opération par abaissement. Succès complet, sans aucun accident; la malade recouvre la faculté de lire et même de coudre....................	15 juill.	
Lh.	29	Rantigny.	16 mai.	Pemphigus. Bains amidonnés, purgatifs, bains alcalins.................	9 juin.	
Fᵉ B.	47	Liancourt.	20 juin.	Plaie pénétrante de l'abdomen. Tentative de suicide au moyen d'un rasoir, issue d'une anse intestinale. Réduction, suture de la plaie.	30 juin.	
Des.	20	Liancourt.	27 juin.	Fracture de la cuisse. Appareil de Scultett, pansements fréquents. Guérison		

NOMS.	AGE.	DOMICILE.	ENTRÉE.	MALADIES.	SORTIE.	DÉCÈS.
				sans raccourcissement. — L'appareil n'a été maintenu que pendant 35 jours.....	25 août.	
Fe Pr.	30	Bailleval.	2 juill.	Suite de couches, anémie, œdème général, diarrhée, cas jugé incurable (état typhoïde).................	....	20 juill.
F.	30	Liancourt.	24 juill.	Plaie à la jambe, engorgement de l'aine. Émollients, repos,....................	9 août.	
Flle V.	12	Liancourt.	15 août.	Ophthalmie chronique, ganglions cervicaux, ulcères, affection ancienne du cuir chevelu. Cette malade a suivi un traitement long et varié; elle a séjourné 9 mois à l'hôpital : elle en est sortie bien guérie au mois de mars 1856.............	»	
Dev.	54	Liancourt.	23 août.	Bronchite capillaire, catarrhe suffoquant. Tartre stibié, vésicatoires...............	26 sept.	
Flle F.	23	Liancourt.	11 sept.	Érysipèle de la face. Purgatifs..	18 sept.	
P.	72	Veau.	16 sept.	Carie des os du pied. Pansements simples, soins de propreté. Amélioration....	22 oct.	
Del.	20	Liancourt.	26 sept.	Plaie de tête. Pansements méthodiques............	9 oct.	
B.	41	Liancourt	8 oct.	Fracture de jambe, chute dans un escalier; le tibia seul est fracturé. Appareil inamovible amidonné enlevé le 25e jour..........	31 déc.	
Tis.	40	Liancourt.	5 nov.	Névralgie, sciatique. Révulsifs, farine de moutarde..	10 nov.	
D.	62	Liancourt.	7 nov.	Courbature, fièvre, diarrhée. Repos, moyens simples...	18 nov.	
L.	25	Liancourt.	17 nov.	Bronchite, irritation gastrique.................	22 nov.	
H.	44	Liancourt.	22 nov.	Bronchite aiguë. Saignée, tisanes pectorales balsamiques...............	24 déc.	
M.	48	Liancourt.	25 nov.	Diarrhée, entérocolite chronique. Diète, astringents, régime................	20 déc.	
Flle B.	5	Liancourt.	5 déc.	Ophthalmie scrofuleuse (récidive). Huile de foie de morue, solution iodurée, iodure de fer. Sort bien guérie en mars 1856.....	»	

NOMS.	AGE.	DOMICILE.	ENTRÉE.	MALADIES.	SORTIE.	DÉCÈS.
B.	43	Rantigny.	7 déc.	Panaris superficiel suppuré. Incisions, bains de main, cataplasmes.	26 déc.	
C.	22	Rantigny.	12 déc.	Anthrax. Incisions, cataplasmes. . . . , ...	25 déc.	
Fe G.	48	Liancourt.	17 déc.	Bronchite simple.	27 déc.	
Fe S.	24	Liancourt.	18 déc.	Fièvre typhoïde (cas moyen). Purgatifs salins, tisanes acidulées. Sort le 19 février 1856.	»	
B.	57	Arras.	19 déc.	Fatigue, privations d'aliments. Repos, alimentation.	24 déc.	
Des.	29	Douai.	19 déc.	Fatigue, excoriation des pieds. Ouvrier en voyage, comme le précédent.	24 déc.	
B.	25	Mogneville.	24 déc.	Rhumatisme articulaire aigu. Traitement ordinaire : diurétiques, purgatifs, sans saignée. Sort guéri en février 1856.	»	
A.	55	Liancourt.	26 déc.	Hydarthrose chronique, impossibilité de la marche. Compression simple d'abord, frictions mercurielles, vésicatoires volants, trois. Sort radicalement guéri en février 1856.	»	

RÉSUMÉ DE L'ANNÉE 1855.

Admissions 36

Sorties par guérison 27
Décès 4   1 sur 9
Restant au 31 décembre 5

TOTAL ÉGAL 36

Les cinq malades restant au 31 décembre sont sortis guéris en 1856. Pendant le cours de l'année 1855, quatorze vieillards de l'hospice sont descendus dans les salles de l'hôpital pour y être traités de maladies plus ou moins graves. Il y a eu dans leurs salles une épidémie d'érysipèles, et il a été très-utile de les séparer les uns des autres et de pouvoir les soigner dans un lieu approprié pour ce service.

ANNÉE 1856.

NOMS.	AGE.	DOMICILE.	ENTRÉE.	MALADIES.	SORTIE.	DÉCÈS.
D.	39	Liancourt.	10 janv.	Fièvre typhoïde grave. Pendant un séjour de plus de 3 mois, ce malade a éprouvé tous les accidents inhérents à cette maladie ; il a été traité par les purgatifs salins dans le principe, et plus tard par le quinquina.	20 avril.	
Fʰᵉ L.	13	Soutraine.	9 janv.	Plaie de la cornée transparente, issue de l'iris, commencement d'inflammation. Sangsues, réfrigérants, belladone.........	17 janv.	
Bal.	58	Liancourt.	2 janv.	Fracture de 2 côtes. Après avoir séjourné 22 jours à l'hôpital, ce malade, que l'on considérait comme guéri et qui se disposait à sortir, a été pris de dyspnée et a succombé en quelques instants, dans un état de syncope dont il a été impossible de le faire sortir. L'autopsie a démontré la guérison parfaite des côtes ; il n'y avait aucune lésion des poumons, et nulle part ailleurs on n'a pu trouver de cause appréciable qui pût expliquer cette mort subite........		24 janv.
Fᵉ B.	29	Labruyère.	29 janv.	Fièvre typhoïde (cas moyen). Purgatifs salins, quinquina vers la fin de la maladie..	23 fév.	
M.	22	Liancourt.	28 janv.	Fièvre typhoïde, épistaxis fréquentes, adynamie. Purgatifs, quinquina........	23 fév.	
Bl.	52	Liancourt.	19 fév.	Phlegmon diffus du périnée, abcès urineux, gangrène du scrotum et du pénis. Incisions profondes prématurées, bains de siége, pansement avec la décoction de quinquina...........	15 mars.	
Fᵉ B.	25	Liancourt.	21 fév.	Fièvre typhoïde. Purgatifs, amélioration. Sort pour rentrer dans sa famille le..	29 fév.	
Lcf.	45	Ponthierry.	24 fév.	Fatigue. Ouvrier en passage. Repos, alimentation.	27 fév.	

NOMS.	AGE.	DOMICILE.	ENTRÉE.	MALADIES.	SORTIE.	DÉCÈS.
Flle P.	13	Liancourt.	26 fév.	Rhumatisme articulaire aigu. Diurétiques, nitrate de potasse à haute dose, purgatifs (huile de ricin)......	15 mars.	
Pr.	54	Angicourt.	»	Hydrocèle. Ponction de la tumeur, injection de teinture d'iode au quart, application de compresses trempées dans la teinture étendue d'eau. Douleur du bas-ventre pendant quelques jours ; cette douleur s'apaise, et le malade sort 12 jours après la ponction ; vu depuis, la guérison est radicale. (Le liquide extrait, 192 grammes.).........	18 mars.	
Des.	44	Liancourt.	16 mars.	Fièvre typhoïde grave. 15 jours de maladie, état adynamique désespéré......	....	19 mars.
Br.	59	Liancourt.	17 mars.	Fièvre typhoïde (cas moyen). Purgatifs, quinquina.....	5 avril.	
Gad.	26	Liancourt.	16 mars.	Fièvre typhoïde (cas grave), diarrhée, adynamie. Quinquina, astringents.......	5 mai.	
Ch.	13	Liancourt.	16 mars.	Carie des os du pied (récidive). Il y a 2 ans, cet enfant a subi un long traitement à l'hôpital ; soumis à l'usage des mêmes moyens pendant 4 mois, il sort radicalement guéri........	17 juill.	
B.	50	Clermont.	20 mars.	Fatigue. Ouvrier en passage. Repos, alimentation.......	25 mars.	
T.	24	Rantigny.	20 mars.	Plaie déchirée au médius par un engrenage..........	5 avril.	
Th.	54	Saint-Jean d'Angély.	22 mars.	Anthrax volumineux. Incisions, cataplasmes, styrax.	27 mars.	
Flle V.	14	Liancourt.	4 avril.	Fièvre typhoïde grave, délire permanent, typhomanie. Purgatifs, quinquina, 3 mois et demi de séjour...	16 juill.	
Ch.	22	Liancourt.	5 avril.	Fièvre typhoïde (cas moyen).	21 mai.	
Fe C.	31	Liancourt.	18 avril.	Carie du sternum, abcès froid, symptomatique, émaciation, suppuration abondante. — Traitement par l'iode, les iodures, l'huile de foie de morue et injections iodées dans les trajets fistuleux..............	9 nov.	

NOMS.	ÂGE.	DOMICILE.	ENTRÉE.	MALADIES.	SORTIE.	DÉCÈS.
Rig.	46	Liancourt.	»	Courbature. Bains, repos..	2 mai.	
Flle L.	15	Cinqueux.	»	Plaie à la jambe, induration des bords, tendance à la chronicité.	2 juin.	
St.	21	Rantigny.	2 mai.	Ictère. Diurétiques, purgatifs	15 juin.	
Des.	38	Rantigny.	5 mai.	Asthme suffocant, bronchite capillaire chronique. Tartre stibié à doses fractionnées, sinapismes.	15 mai.	
H.	52	Liancourt.	25 mai.	Empoisonnement par l'acide sulfurique, accidents très-graves, vomissements de sang répétés, douleurs très-vives à l'épigastre, refroidissement. Magnésie calcinée à l'instant même, tisane albumineuse............	5 juin.	
M.	52	Liancourt.	29 mai.	Contusion profonde de la cuisse par un éboulement de terre, commotion générale. ;...............	9 juin.	
V.	27	Laigneville.	30 mai.	Choléra après des accès de fièvre intermittente contractée en Crimée, adynamie profonde, refroidissement général. Non absorption des médicaments. ...	....	4 juin.
P.	20	Rantigny.	5 juin.	Fièvre typhoïde (cas moyen).	9 juill.	
F.	25	Mogneville.	10 juin.	Fracture des deux os de l'avant-bras par une roue de grosse voiture, plaies aux deux faces de l'avant-bras. Appareil de Scultett, pansements fréquents. Sort guéri, sans difformité.....	27 juill.	
Fe Od.	80	Angicourt.	16 juin.	Eczéma aux mains et à la face. Lotions astringentes.	25 juill.	
Br.	65	Verderonne.	27 juin.	Fièvre intermittente ancienne. Sulfate de quinine, et surtout extrait de quinquina, bonne alimentation.	26 août.	
Fe R.	25	Liancourt.	2 juill.	Éclampsie après l'accouchement. Les accidents cèdent après trois jours à l'emploi des antispasmodiques et la malade paraît devoir se rétablir; tout à coup survient de la toux, accompagnée de fièvre et de sueurs continues; la phthisie se déclare		

NOMS.	AGE.	DOMICILE.	ENTRÉE.	MALADIES.	SORTIE.	DÉCÈS.
				et fait des progrès tellement rapides, que rien ne peut en arrêter la marche; le poumon gauche se ramollit dans toute son étendue, tandis qu'à droite on constate à peine la présence de quelques tubercules isolés.		19 juill.
C.	30	Liancourt.	9 juill.	Irritation gastro-intestinale, diarrhée. Diète, eau de riz, sirop de coings..........	20 juill.	
Od.	47	Angicourt.	14 juill.	Cancer de l'estomac arrivé à son dernier terme. Incurable.		26 juill.
M.	10	Arcy.	24 juill.	Fracture comminutive des os de la jambe droite, écrasement par une roue de voiture chargée, déchirure des téguments et des muscles. Amputation de la jambe dans la tubérosité du tibia. Afin de conserver le genou pour point d'appui, on n'a pas tenu compte de la déchirure des téguments, qui ont été rapprochés après l'opération. On s'est servi du chloroforme pour l'opération; son effet a été des plus avantageux : le sommeil a duré une heure et demie, de sorte que le blessé n'a pas eu conscience de l'opération, qu'il ignorait même plusieurs jours après. Il n'y a pas eu d'accidents, ni primitifs ni secondaires; la réunion se fait par première intention, et le 17e jour le malade s'est levé. Il n'y a plus à cicatriser que la plaie des téguments latéraux du genou; le malade commence à marcher avec des béquilles. Au bout de six semaines environ, M. le marquis de la Rochefoucauld fait présent à ce jeune malade d'une jambe artificielle au moyen de laquelle il marche parfaitement. Son séjour à l'hôpital ne se prolonge désormais que pour attendre son		

NOMS.	AGE.	DOMICILE.	ENTRÉE.	MALADIES.	SORTIE.	DÉCÈS.
				placement dans un orpheli-nat de son arrondissement. Sorti.	29 déc.	
D.	30	Cambrai.	28 juill.	Abcès à la main, ouvrier en voyage privé de tout soin. Émollients, cataplasmes, incisions.	4 août.	
B.	12	Laigneville.	2 août.	Fracture du tibia, peu de déplacement, gonflement et ecchymose assez étendus. Astringents résolutifs. Au bout de 8 jours l'appareil de Scultet est remplacé par le bandage inamovible fait avec une bande amidonnée; le malade sort du lit le len-demain et marche avec des béquilles. L'appareil est enlevé à la fin du mois de septembre, et le malade sort parfaitement guéri 10 jours après ; il n'a gardé le lit que 8 jours seulement..	10 sept.	
Bec.	52	Rantigny.	21 août.	Ulcère calleux à la jambe, inflammation érysipéla-teuse. Astringents, repos, pansement au moyen des bandelettes agglutinatives, compression.	22 sept.	
Ch.	24	Liancourt.	9 sept.	Abcès par congestion, suite d'une coxalgie ancienne qui a amené la luxation de la tête du fémur. Ouverture de l'abcès, formation d'un trajet fistuleux très-étendu; une sonde uréthrale en gomme élastique s'y loge tout entière ; au moyen même de cette sonde des injections iodées sont prati-quées dans le trajet fistu-leux. Traitement général, huile de foie de morue, solution iodée ; l'état géné-ral, qui était très-mauvais, s'améliore graduellement, et le malade va parfai-tement.	30 nov.	
F° D.	48	Liancourt.	23 sept.	Fracture de l'extrémité infé-rieure du radius, pansée d'abord pour une foulure simple; gonflement consi-dérable, douleur. La frac-		

NOMS.	AGE.	DOMICILE.	ENTRÉE.	MALADIES.	SORTIE.	DÉCÈS.
				ture reconnue et la rectitude du membre rétablie, la douleur et le gonflement disparaissent graduellement. Appareil de Dupuytren. Sort guérie sans difformité................	10 oct.	
Ber.	28	Rantigny.	15 oct.	Entorse du pied. Astringents et réfrigérants, puis application d'un bandage compressif inamovible. Persistance de l'engorgement et de la douleur. Frictions mercurielles.	25 oct.	
F^{lle} D.	17	Liancourt.	17 oct.	Hydarthrose, chute sur le genou. Sangsues, cataplasmes, frictions mercurielles, vésicatoire volant........	24 mai.	
F^e Pr.	44	Liancourt.	25 oct.	Irritation gastrique, vomissements. Narcotiques joints aux antispasmodiques, éther,.................	30 oct.	
F^e G.	49	Liancourt.	17 oct.	Ivresse, tremblement général, délire, insomnie. — Opium à haute dose......	20 oct.	
R.	33	Rantigny.	30 oct.	Entorse du pied. Astringents et émollients, frictions mercurielles.................	30 nov.	
P.	19	Liancourt.	31 oct.	Angine tonsillaire double, gonflement considérable. Émollients, gargarisme aluminé, pédiluves.........	10 nov.	
D.	16	Lachambre.	7 nov.	Brûlure déjà ancienne, gonflement, gangrène partielle, douleurs. — Cataplasmes émollients, pansements simples; la plaie se déterge et devient simple. Sorti...	29 déc.	
B.	27	Liancourt.	14 nov.	Bronchite, fièvre. Tisanes pectorales, purgatifs.....	24 nov.	
Leb.	52	Monceaux.	22 nov.	Ulcère variqueux datant de longtemps, inflammation de la peau, induration de la plaie. Cataplasmes de fécule, pansement compressif au moyen des bandelettes agglutinatives. Sorti, pourvu d'un bas en caoutchouc, ce qui assurera sa guérison.............	14 déc.	
B.	25	Liancourt.	29 nov.	Pleurodynie, fièvre. Révulsifs, tisanes pectorales....	7 déc.	

NOMS.	AGE.	DOMICILE.	ENTRÉE.	MALADIES.	SORTIE.	DÉCÈS.
Flle S.	22	Liancourt.	9 déc.	Bronchite tuberculeuse. Le sommet du poumon gauche est infiltré de tubercules dont le ramollissement marche très-rapidement ; néanmoins, le reste du poumon et celui du côté droit paraissent sains, et la malade est soumise au traitement prophylactique de la phthisie. Huile de foie de morue, iodure de fer, révulsifs à la peau, etc....	»	
Dr.	72	Rieux.	14 déc.	Fracture du col du fémur. Appareil à extension continue simplifié : attelle latérale externe longue et percée de mortaises haut et bas pour pouvoir faire facilement l'extension et la contre-extension.	»	
C.	37	Liancourt.	22 déc.	Rhumatismes musculaires. Ventouses, sinapismes, frictions irritantes, sudorifiques..............	»	
Des.	38	Rantigny.	28 déc.	Catarrhe suffocant. Émétique en lavage, boissons pectorales.............	»	
Fe G.	75	Mognevillette.	30 déc.	Bronchite. Boissons pectorales, kermès en pastilles..	»	

RÉSUMÉ DE L'ANNÉE 1856,

Admissions.	57
Sortis par guérison.	47
Décès.	5 1 s. 11 1/2
Restant au 31 décembre.	5
TOTAL ÉGAL.	57

Ainsi, les résultats ont été :

Les trois premières années, 73 malades, 9 décès ; 1 sur 8.

Les trois années suivantes, 121 malades, 13 décès ; 1 sur 9.

Certifié par le Médecin,

ÉMILE TIXIER,

Docteur en médecine.

———

L'an mil huit cent cinquante-sept, le mardi trois février, à neuf heures du matin,

Les membres composant la Commission administrative de l'hospice civil de Liancourt se sont réunis extraordinairement dans la salle ordinaire de leurs délibérations, sur la convocation et sous la présidence de M. Chevallier, maire, pour examiner le compte rendu que M. le docteur Tixier, médecin de l'établissement, leur a présenté, des opérations relatives au service de l'hôpital pendant les années 1854, 1855 et 1856.

Étaient présents : MM. Boullanger, Dubois, Morelle et Collin.

La Commission, après s'être livrée à un examen attentif du compte rendu par M. le docteur Tixier, et des pièces produites à l'appui, l'a reconnu exact et l'a approuvé dans toutes ses parties.

La Commission saisit avec empressement cette occasion pour adresser ses remercîments au généreux fondateur de l'hôpital, M. le marquis de la Rochefoucauld, qui, non content d'avoir créé cet utile établissement, en est chaque jour le protecteur le plus dévoué, et elle reconnaît qu'en complétant l'œuvre de ses ancêtres, fondateurs de l'hospice, il a les plus grands titres à la reconnaissance publique.

Une copie du compte rendu et de la délibération qui l'approuve sera transmise à M. le marquis de la Rochefoucauld, pour qu'il en fasse l'usage qu'il jugera convenable.

Signé au registre : CHEVALLIER, BOULLANGER, DUBOIS, MORELLE et COLLIN.

Pour expédition conforme :

Le maire de la commune de Liancourt, président de la Commission administrative,

L. CHEVALLIER.

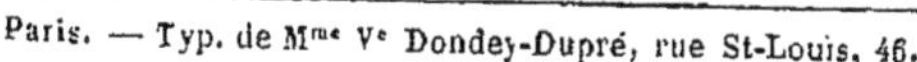

Paris. — Typ. de Mme Ve Dondey-Dupré, rue St-Louis, 46.